Jules Rochard

L'Hygiène
en 1889

Techniques

Le code de la propriété intellectuelle du 1er juillet 1992 interdit en effet expressément la photocopie à usage collectif sans autorisation des ayants droit. Or, cette pratique s'est généralisée dans les établissements d'enseignement supérieur, provoquant une baisse brutale des achats de livres et de revues, au point que la possibilité même pour les auteurs de créer des œuvres nouvelles et de les faire éditer correctement est aujourd'hui menacée. En application de la loi du 11 mars 1957, il est interdit de reproduire intégralement ou partiellement le présent ouvrage, sur quelque support que ce soir, sans autorisation de l'Éditeur ou du Centre Français d'Exploitation du Droit de Copie , 20, rue Grands Augustins, 75006 Paris.

ISBN : 978-1981360574

10 9 8 7 6 5 4 3 2 1

Jules Rochard

L'Hygiène en 1889

Techniques

Table de Matières

Introduction

L'hygiène tient convenablement sa place à l'Exposition universelle, bien qu'elle soit un peu écrasée par les splendeurs qui l'entourent. C'est la première fois qu'elle se produit dans un pareil milieu. Elle s'était jusqu'ici tenue à l'écart de ces grandes exhibitions, dans l'ombre protectrice des congrès scientifiques, loin du redoutable voisinage des arts et de l'industrie, et cette attitude modeste lui avait réussi. Elle lui avait permis de se manifester en dehors de sa sphère habituelle et de faire constater à tout le monde son importance et ses progrès.

Depuis 1876, époque à laquelle s'est ouverte à Bruxelles la première exposition d'hygiène, il y on a eu dix autres, dont l'intérêt est allé en grandissant.[1] Celles de Berlin, de Londres et de Paris en particulier, ont été de véritables révélations. L'effet qu'elles ont produit a contribué, autant que les congrès, à faire avancer les questions relatives à la santé publique ; les médecins y ont trouvé le plus puissant auxiliaire de la propagande à laquelle ils se livrent depuis une vingtaine d'années et qui commence à porter ses fruits. Grâce à elles, l'utilité de l'hygiène est aujourd'hui comprise par les classes éclairées. Elles en ont imposé le souci aux administrations, au chef de l'État lui-même.

Les expositions scientifiques ont un caractère spécial. Elles n'ont pas pour mission d'éblouir et de charmer, mais d'instruire et de convaincre. Le côté industriel et commercial y cède le pas à l'élément didactique. Du reste, les grandes expositions décennales ont pris elles-mêmes un aspect de plus en plus sérieux. Ce n'était, au début, qu'un étalage de marchandises, qu'un grand bazar doublé d'une usine, où les arts ne jouaient qu'un rôle purement décoratif. C'est ainsi du moins que l'Exposition de 1855 m'apparaît à travers mes souvenirs. Depuis cette époque, les autres manifestations de l'activité humaine sont venues tour à tour réclamer leur place dans ces concours internationaux et en changer le caractère. Ce n'est plus seulement le sentiment de la richesse accrue qui s'en dégage, c'est surtout celui du progrès accompli.

Cette transformation vient de la prépondérance que les sciences

1 Gênes (1880), Genève (1882), Berlin (1883), Londres (1884), Paris (1886), Vienne, Le Havre, Varsovie (1887), Rouen (1888).

y ont acquise, et, pour s'y faire une pareille place, elles ont eu plus d'une difficulté à vaincre. Il ne leur suffisait pas en effet de montrer leurs appareils et même de les faire fonctionner en public, il fallait encore trouver le moyen de parler aux yeux, de rendre sensibles les idées et les faits révélés par ces instruments. Alors, les photographies, les croquis, les gravures, les maquettes, les plans en relief sont venus prendre, dans les galeries, la place des objets que leurs dimensions ne permettaient pas d'y faire entrer. Les cartogrammes, les diagrammes, les tableaux statistiques ont permis de traduire, par des lignes ou par des nuances de coloration, les notions abstraites de l'économie politique et de la science sociale. Ils ont mis le public à même de saisir, d'un coup d'œil, les combinaisons financières sur lesquelles reposent les associations coopératives, les institutions patronales, les sociétés de secours, les caisses de retraite et les assurances sur la vie.

L'hygiène a bénéficié de ces différents modes d'expression, et la part s'y est faite de plus en plus large aux œuvres de la pensée. Elle a su, en France du moins, éviter un écueil qui eût pu compromettre sa dignité et ses véritables intérêts, celui de tomber dans l'industrialisme et dans la réclame commerciale. En 1889, comme en 1886, à l'esplanade des Invalides comme à la caserne Lobau, la science a tenu le charlatanisme à l'écart.

Cette année, et pour la première fois, l'Hygiène et l'Assistance publique sont réunies à l'Exposition, comme elles le sont au ministère de l'intérieur. Elles font partie du VIe groupe et forment la classe 64. Les objets qui intéressent la santé publique sont un peu disséminés sur différents points du Champ de Mars, du Trocadéro, du quai d'Orsay et de l'esplanade des Invalides, mais la classe 64 a de plus son domaine particulier.

C'est d'abord le palais de l'hygiène qu'on aperçoit, sur l'Esplanade, entre le ministère de la guerre et l'Économie sociale. Il est précédé par un terre-plein au centre duquel s'élève une fontaine aux eaux jaillissantes. Une statue de la déesse Hygie la surmonte ; elle est pourvue de ses attributs classiques : une coupe dans la main gauche, un serpent enroulé autour du bras droit. Je n'affirme pas que cette œuvre d'art soit au nombre des choses qu'il faudra sauver à tout prix de la destruction lorsque l'Exposition sera terminée ; mais elle fait la joie des visiteurs et les exposants eux-mêmes la regardent avec complaisance. Il n'en faut pas davantage. Le palais lui-même est superbe. Il est éclatant et orné des couleurs les plus vives. Des noms illustres en décorent la façade. Hippocrate y figure à côté de Tenon, Plutarque est auprès de Cochin, et personne ne s'étonne de ce voisinage, tant l'hygiène est habile à rapprocher les gens, les temps, et les distances.

A côté de ce temple qui leur est exclusivement consacré, l'Hygiène et l'Assistance se sont créé quelques dépendances sur le terrain de l'Économie sociale. Elles y possèdent une section tout entière, la XIIIe, dont j'ai l'honneur d'être le président. On y trouve de plus le groupe des maisons ouvrières de France et de Belgique ainsi que le pavillon de la Société philanthropique, sur lequel je reviendrai plus tard. Enfin, l'hygiène urbaine occupe la première place dans les élégants pavillons que la ville de Paris a élevés au Champ de Mars. C'est là que se trouvent réunis tous les éléments de l'intéressant problème que soulève l'assainissement des villes.

Section I

L'une des branches les plus importantes de l'hygiène est logée en dehors des constructions que je viens d'énumérer. L'alimentation a son domaine spécial. On lui a consacré deux longues galeries parallèles qui occupent toute la partie du quai d'Orsay située entre l'avenue de La Bourdonnais et le pont de l'Alma. Tous les pays du globe y ont envoyé leurs comestibles et leurs boissons. Tout ce qui est susceptible d'être transporté est là réuni, exposé sous les formes les plus propres à flatter l'œil et à stimuler l'appétit. La Russie a expédié ses saumons conservés, son caviar, ses fruits confits, ses sirops et ses confitures ; l'Angleterre ses épices, ses condiments, ses viandes fumées et ses jambons ; l'Italie ses pâtes alimentaires, ses mortadelles, ses saucissons géants ; la Hollande ses fromages et ses liqueurs ; l'Amérique ses lards salés, ses conserves on boîtes, ses viandes comprimées, assaisonnées et prêtes à servir ; la France, les productions naturelles de son sol fertile et celles de ses usines alimentaires. Au milieu de celles-ci se dresse l'énorme bloc de chocolat Ménier, qui mesure 7 mètres de hauteur, pèse 50 tonnes, contient 250,000 tablettes et représente une valeur de 200,000 francs.

Pour énumérer toutes les richesses gastronomiques amoncelées sur le quai d'Orsay, il faudrait me livrer à un inventaire semblable à celui des magasins d'Amilcar dans *Salammbô*. L'hygiène, du reste, se désintéresse de tous ces produits, qu'il lui est impossible de contrôler, sur la valeur nutritive et la pureté desquels elle ne peut avoir aucune donnée. Dans le nombre, il y en a deux cependant qui appellent son attention par l'importance des questions qu'ils soulèvent. Ce sont les céréales et les boissons alcooliques.

Les pavillons de l'alimentation renferment des orges, des avoines, des blés venus de tous les points du monde et expédiés par des contrées lointaines qui n'avaient pas encore, il y a dix ans, l'habitude d'envoyer leurs produits sur les marchés de l'Europe. Grâce à la facilité des communications et au bas prix des transports, le niveau s'est établi partout. Les grains se rendent d'eux-mêmes des lieux où ils sont en excès, dans ceux où ils font défaut. Les négociants de New-York, par exemple, reçoivent, par le télégraphe, les prix de la veille sur les marchés de Liverpool, d'Anvers, de Marseille, du Havre et dirigent leurs chargements sur le port le plus avantageux. Il suffit d'une différence de 0 fr. 50 par hectolitre pour dicter leur choix.

En présence de cette circulation abondante et facile, l'hygiéniste ne peut pas oublier qu'il y a un siècle, à la date dont nous venons de célébrer le centenaire, les barrières qui séparaient les provinces n'étaient pas encore tombées. Chacune d'elles devait vivre de ses produits. Dans l'une on manquait de pain, dans l'autre on ne savait que faire de sa récolte, et le transport des céréales était interdit. Eût-il été autorisé, que le mauvais état des routes n'eût pas permis d'en profiter. « Pendant tout le XVIIIe siècle, dit Maxime Du Camp, l'histoire de l'alimentation du peuple se résume dans une série de disettes. Notre pays a souffert de la faim jusqu'au commencement du XIXe siècle. »

La suppression des barrières d'une part, l'amélioration des grandes routes et la création des voies fluviales de l'autre, vinrent successivement faciliter les échanges, et diminuer la fréquence des disettes. La dernière dont la France ait gardé le souvenir est celle de 1847. Depuis lors, l'extension des voies ferrées, le développement de la navigation à vapeur les ont rendues impossibles. Le prix du blé tend à devenir uniforme sur tous les marchés du monde et c'est à peine si les mauvaises récoltes font payer le pain quelques centimes de plus aux consommateurs. C'est ainsi qu'en 1879 la récolte de blé a été mauvaise dans l'Europe entière. Une disette y était imminente, si l'Amérique, qui produit beaucoup plus de blé qu'elle n'en consomme, ne nous avait pas expédié son excédent. Elle a exporté cette année-là 65,540,000 hectolitres de blé, sur 167,003,314 qu'elle avait récoltés, et, grâce à ce secours, c'est à peine si l'Europe s'est aperçue de l'insuffisance de sa production.

Ce libre échange des grains a quelques inconvénients économiques. Il rend la concurrence difficile pour les vieilles nations dont les charges sont lourdes et le sol appauvri. Il les met parfois dans la fâcheuse nécessité de se protéger à l'aide de droits compensateurs ; mais, en somme, il vaut mieux souffrir de temps en temps d'une crise agricole, comme celle d'où nous sortons, que d'être exposé à mourir de faim après avoir mangé l'herbe des prairies et l'écorce des arbres, comme cela arrivait encore il y a deux cents ans.

Le second point qui donne à réfléchir à l'hygiéniste, c'est l'extension prise par le commerce des vins et des spiritueux, depuis la dernière exposition ; c'est la variété et l'abondance des boissons fermentées accumulées dans les galeries du quai d'Orsay. On y voit des bières, des cidres, des vins de toutes les provenances. Les cidres forts, les cidres mousseux de Normandie, y rivalisent avec les cidres américains, qui viennent maintenant leur faire concurrence sur nos marchés.[1] Le *pale ale*, le *stout*, le *porter*, le *stronch-beer* et le *lager-beer* y rivalisent avec les bières des bords du Rhin.

Les vins sont plus variés et bien plus nombreux encore. Il y en a qui portent des noms tout à fait inconnus ; on y voit des crus dont on ne soupçonnait pas l'existence. A côté des produits de nos vignobles et de ceux de l'Europe méridionale, qui ont si longtemps figuré seuls sur les marchés, on voit s'y produire aujourd'hui les vins mousseux du Caucase, ceux de la Tauride et de la Crimée, les vins de Kakhette et d'Yalta. Les grands crus blancs et rouges de la Roumanie côtoient, à l'Exposition, les vins de la Calabre et

---

1 Le 24 juin dernier, le transatlantique la *Bretagne* a débarqué, au Havre, 700 fûts de cidre, et le 1er juillet la *Normandie* en a déposé 700 autres dans le même port. Cela fait en huit jours 12,320 hectolitres.

ceux de l'Archipel. Les autres parties du monde viennent aussi leur faire concurrence. L'Algérie offre ans-visiteurs, dans son splendide pavillon, ses vins ronges si francs, si caractérisés, ses vins blancs qui imitent le Xérès et le Marsala. Depuis cinq ans, elle a triplé l'étendue de ses vignobles ; ses produits, qui suffisaient à peine autrefois aux besoins de la colonie, traversent maintenant la Méditerranée et entrent, pour une part notable, dans la consommation de la mère patrie.[1]

La Perse a envoyé, au Champ de Mars, ses vins parfumés, qui ne sont guère connus que dans l'extrême Orient. Le Japon se fait remarquer par l'originalité de ses flacons et de ses étiquettes. L'Angleterre offre aux passons les dix variétés de ses vins du Cap de Bonne-Espérance, où les Français ont planté les premiers ceps, et verse à tout venant le *Read'-Comlantia*, a raison de 0 fr. 50 le verre. L'Amérique est entrée en lice, pour la première fois, avec les vins de la Californie qui s'intitulent sans façon : Sauterne, Malaga, Claret californiens. Le Chili expose, dans son élégant pavillon, les vins qu'il fournit aujourd'hui à tout le littoral du Pacifique. Le Brésil et la République Argentine font également figurer leurs vins blancs et leurs vins rouges, dans leurs expositions respectives. Citons enfin, pour terminer cette revue, les dix crus de l'Australie, qui ont obtenu, dit-on, le plus grand succès, lors de la visite présidentielle du 12 juillet.

L'extension que la culture du raisin a prise et dont l'Exposition donne la mesure, s'est produite depuis l'invasion de nos cépages par le phylloxéra. Lorsque les vins de France sont venus à manquer, on a planté de la vigne partout où elle pouvait pousser. Aujourd'hui, c'est un fait accompli, et maintenant que nos vignobles vont se repeuplant, il faut que nous comptions avec cette concurrence. L'hygiène ne peut que s'en féliciter. Le vin est la plus salubre des boissons fermentées. Il est utile aux faibles, aux convalescents, comme aux travailleurs. On ne saurait donc trop encourager la culture de la vigne. C'est le meilleur moyen de prévenir les dangereuses falsifications dont le vin est devenu l'objet depuis qu'il est rare. Le jury des récompenses l'a compris, et il en

---

1 En 1884, la récolte a été de 806,200 hectolitres ; en 1888, de 2,728,000 hectolitres, la production totale de la France étant cette année-là de 23,909,000 hectolitres.

a donné la prouve par la libéralité avec laquelle il a traité la classe 73 (Boissons fermentées). Les distinctions dont elle a été l'objet remplissent cinquante-huit colonnes du *Journal officiel*. Les vins seuls ont obtenu 15 grands prix, 500 médailles d'or, 1,250 d'argent, 600 de bronze et 800 mentions honorables. La France figure sans doute, dans cette distribution, pour la plus large part ; mais toutes les nations que j'ai citées plus haut ont eu des récompenses. Le jury a prouvé par là son impartialité : nous voyons sans jalousie le développement que la production du vin a pris sur le globe, malgré le préjudice qui peut en résulter pour nos intérêts. Nous ne sommes pas habitués à envisager les questions d'économie sociale à ce point de vue-là, et, d'ailleurs, il faudra bien des années avant que les vins d'Amérique et d'Australie détrônent nos grands crus de la Bourgogne et du Bordelais et surtout notre vin de Champagne, qui n'a pas de rival à l'étranger.

La production en augmente tous les ans dans une proportion notable. C'est lui qui occupe le plus de place au quai d'Orsay ; une galerie tout entière lui est consacrée. Une seule maison accuse une production de 2 millions de bouteilles par an. C'est celle qui expose l'immense tonneau devant lequel tous les visiteurs s'arrêtent. Ce foudre énorme se dresse sur quatre forts piliers en fonte dissimulés par les feuilles entrelacées d'un pampre artificiel. La grande tonne d'Heidelberg n'était rien à côté. Il porte fièrement, sur le milieu d'une de ses larges bases, l'indication de son contenu : 1,800 hectolitres, 200,000 bouteilles. L'hygiéniste se voile la face devant de pareils chiffres. Il suppute que, si ce grand vaisseau était rempli d'alcool, son contenu suffirait pour enivrer 1 million d'hommes ; mais ce n'est pas la liqueur malfaisante fabriquée par l'industrie que le grand tonneau de l'Exposition est destiné à contenir, c'est le vin généreux de la Champagne, et c'est lui que la France offre à l'Angleterre sous la forme d'une grappe de raisin, dans le groupe symbolique qui en décore la face principale.

L'alcool, Hélas ! a également sa place à l'Exposition. Les distilleries des départements du Nord y ont envoyé leurs produits et les spécimens de leur outillage. Les autres nations ont fait de même. La Russie, en particulier, a expédie de nombreux échantillons de ses fabriques de Varsovie. On sait qu'elle consomme des quantités effrayantes de ce dangereux liquide. L'impôt dont il est frappé rapporte, par an, 700 millions de francs au Trésor.

Tous les pays où croit la canne ont expédié des rhums à l'Exposition. Cette fabrication a pris une grande importance dans les colonies. Leurs sucres ont de la peine à soutenir la concurrence avec ceux qu'on retire de la betterave, tandis que le rhum et le tafia sont très demandés, depuis que l'eau-de-vie de vin est hors de prix et que les effets désastreux des esprits d'industrie sont mieux connus.

Les céréales, les vins et les spiritueux ne sont pas les seuls articles qui intéressent l'hygiène dans les galeries de l'alimentation ; il en est d'autres qui la concernent même d'une façon plus directe. Les procédés de conservation des aliments sont dans ce cas. Cet art a fait des progrès notables, dans ces dernières années, par l'emploi des appareils de réfrigération. On en trouve de trois sortes à l'Exposition. Dans les uns, on emploie la glace en nature ; dans les autres, le froid est produit par l'évaporation de l'ammoniaque ou par la détente de l'air comprimé.

A la première espèce appartient la chambre de froid du système Wickes, pour la conservation et le transport en grand des viandes et du laitage. Le wagon dans lequel elle est installée, et qui figure dans la section des Etats-Unis, est à doubles parois formées de papier et très isolantes. La glace s'introduit dans l'intervalle. On en met 2,800 kilogrammes la première fois, et tous les dix jours on l'ait le plein. Le déchet est de 200 kilogrammes par jour. Il existe aux États-Unis 6,000 de ces wagons qui transportent les viandes dans toutes les directions. Il y en a qui vont de Chicago à la Nouvelle-Orléans.

La glace est également employée dans la ferme d'Arcy-en-Brie, pour obtenir la réfrigération rapide du fait et s'opposer à sa fermentation. Les détails de cette manutention sont exposés dans la section d'agriculture.

La machine Fixary, qu'on voit derrière le palais de l'Hygiène, fonctionne à l'aide de l'ammoniaque. C'est le système Carré pour la fabrication de la glace artificielle qu'on a appliqué à la réfrigération des viandes. Depuis que cet appareil est installé sur l'Esplanade, on y maintient, en permanence, une température de + 2 degrés et on peut y voir des quartiers de bœuf et des moutons conservés depuis plus de deux mois. Ils ont l'aspect de la viande fraîche, mais ils sont devenus complètement secs.

L'air comprimé produit, lorsqu'il se détend, un froid tellement intense, que la vapeur d'eau qu'il renferme se dépose instantanément sous forme de flocons de givre. On peut donc l'utiliser, tout à la fois, comme moteur et comme appareil de réfrigération. C'est ce qu'on a fait à la Bourse de commerce de Paris. A côté des ventilateurs mus par l'air comprimé, on a disposé des chambres de froid où les commerçants pourront déposer leurs viandes non vendues. La proximité des grandes halles leur épargnera les frais de transport. Ce moyen est employé depuis quelques années déjà à Bruxelles, à Anvers et à Francfort-sur-le-Mein.

Dans la galerie des machines, la Société de l'air comprimé a installé une chambre de froid qu'elle loue aux restaurateurs du Champ de Mars et où la température peut descendre à — 20 degrés. Le même système fonctionne dans la machine Hall, qui peut produire un froid de — 70 degrés. Elle est installée à bord des navires qui font le transport des viandes de la Plata en Europe. On sait que, depuis quelques années, l'Amérique du Sud nous expédie des quantités considérables de bœufs découpés en quartiers, et que l'Australie envoie en Angleterre des milliers de moutons à l'état de *carcasses*, c'est-à-dire contenus dans des sacs de toile. Ces viandes sont embarquées sur des navires construits à cet effet et dont nous avons vu deux échantillons en France, le *Paraguay* et le *Frigorifique*. La machine Hall est installée à bord d'une centaine de ces transports, dont chacun peut embarquer de trente à quarante mille moutons. La maison Sansisena, qui fait le commerce des viandes de la Plata, a monté une de ces machines dans le pavillon de la République Argentine, avec un spécimen des chambres de froid qui fonctionnent à bord de ses navires.

La conservation des aliments peut s'obtenir par un procédé diamétralement opposé, c'est-à-dire en les soumettant à une température suffisamment élevée pour détruire tous les ferments qu'ils peuvent contenir. C'est de cette façon qu'on obtient le *lait pur naturel de Dahl* (lait liquide stérilisé) dont on fait grand usage en Angleterre. On le verse, à l'état frais, dans des boîtes qu'on soude et qu'on soumet ensuite à des chauffages successifs. Cette préparation se fait à Drammen, près de Christiania. Elle est exposée dans le pavillon norvégien, où chacun peut goûter du fait conservé depuis trois ans et qui n'a subi aucune altération.

Les falsifications alimentaires intéressent de plus en plus l'hygiène, en raison de l'extension qu'elles prennent et du préjudice qu'elles causent à la santé publique. Elles n'occupent à l'Exposition qu'une place bien restreinte ; cependant nous y voyons figurer avec plaisir la collection des substances à l'aide desquelles on remplace le houblon dans la bière et qui permettent de la conserver lorsqu'elle est de qualité inférieure, ou que la fabrication a été manquée. A côté de ces drogues, on aperçoit celles auxquelles on a recours pour falsifier le café, le poivre, le lait, le beurre et la farine. Des tableaux explicatifs placés dans le voisinage édifient le public sur l'industrie des boissons et des aliments frelatés. Ce genre d'enseignement mériterait d'être vulgarisé.

Signalons également, à titre de renseignement précieux, les objets que l'inspection de la boucherie expose dans le pavillon ouest de la ville de Paris. Ils comprennent une collection de préparations microscopiques, un grand album de dessins originaux et une série de tableaux représentant les altérations anatomiques de la viande des animaux morts du charbon, les poumons de ceux qui ont succombé à la tuberculose et à la péripneumonie contagieuse.

Section II

L'assainissement des habitations est le problème que la science contemporaine poursuit avec le plus d'ardeur et de succès. C'est en même temps le terrain sur lequel les progrès réalisés se démontrent le plus facilement. Aussi l'hygiène urbaine tient-elle toujours la première place, dans nos expositions, lorsqu'elle ne les constitue pas à elle seule. Elle présente cette année un intérêt tout particulier.

Grâce à l'empressement que les nations étrangères ont mis à répondre à notre appel, on trouve au Champ de Mars des spécimens de l'architecture de tous les pays. Nos hôtes ont tenu à conserver aux pavillons leur caractère national, et ont eu recours au genre de construction que les exigences du climat et celles des mœurs ont fait adopter dans les contrées qu'ils habitent. Ces petits palais exotiques sont tous situés dans la partie du Champ de Mars qui longe L'avenue de Suffren.

La série commence par un groupe très gracieusement disposé à droite de la tour Eiffel. Il comprend le splendide pavillon de la République Argentine, ceux du Mexique, de la Bolivie, du Brésil, du Venezuela et du Chili. Un second groupe de constructions exotiques se dresse sur la terrasse du palais des Arts libéraux et devant son entrée. C'est le pavillon en bois, style renaissance, élevé par le Nicaragua, et celui de la république de Salvador, dont l'architecture originale tient à la fois de l'arabe et de l'espagnol. Avec l'Uruguay commence une nouvelle série de petits bâtiments échelonnés le long de l'avenue de Suffren. On y trouve le pavillon du Paraguay, de Saint-Domingue, de Guatemala, ceux des Iles Sandwich, de l'Inde, de la Chine, du royaume de Siam et du Maroc, un bazar égyptien, et enfin la reproduction d'une rue du vieux Caire absolument exacte, et que ne dépare aucune construction moderne. C'est une des grandes attractions du Champ de Mars.

Pour continuer la revue des habitations africaines, il faut se transporter sur l'esplanade des Invalides, dont tout le côté gauche, en remontant vers le dôme, est consacré à l'exposition coloniale. En suivant l'avenue centrale, on passe successivement devant les palais de l'Algérie, de la Tunisie, puis devant celui qui forme le centre de l'exposition des colonies françaises et des pays de protectorat. L'Annam, le Tonkin, le Cambodge, y sont représentés avec le style si profondément original de leur architecture et la variété de leurs produits. Le pavillon de la Martinique et de la Guadeloupe termine la série.

Toute cette partie de l'Exposition a été édifiée avec un soin, un luxe, un respect de l'exactitude et de la couleur locale, qu'on ne saurait trop admirer. C'est un des endroits qui attirent le plus fortement la foule. La population de Paris est heureuse de voir de près les monuments et les productions de ces pays d'outre-mer pour lesquels la France s'impose de si grands sacrifices et qui sont un des éléments de sa puissance. Les visiteurs français éprouvent un légitime orgueil en constatant l'importance de notre domaine colonial. C'est une visite salutaire et qui dissipera bien des erreurs ; mais ces considérations ne sont pas du ressort de l'hygiène, et je laisse les palais de la façade, pour aller chercher les villages habités par les indigènes de nos colonies, sous l'ombrage des grands ormes qui longent la rue de Constantine. Là, sur une longueur d'environ 500 mètres, se développent dans un désordre qui n'est pas sans grâce, une suite de hameaux dans lesquels se meuvent des populations venues de nos principales possessions de l'Afrique et de l'Indo-Chine. Elles vivent là, sous les yeux des passants, qui peuvent assister aux actes les plus intimes de leur existence.

Derrière le palais de l'Algérie, on voit d'abord les Arabes avec leurs tentes en poils de chameau, leurs chevaux, et leurs familles, puis les cases en torchis et les maisons mauresques. Plus loin sont groupés les principaux types d'habitation en usage dans nos possessions de la côte occidentale d'Afrique : les cases de Guetn'Dar, du Popo, du Fouta-Djallon, les gourbis des Peuls pasteurs, des Toucouleurs musulmans, une tente de Maures-Trarzas, le coumpan des Ouolofs, etc. Cette sorte de ville composée des éléments les plus divers est coupée par des voies de communication qui s'appellent les rues de Bamako, de Rufisque, et flanquée de fortifications qui donnent une idée des résistances que nous avons rencontrées parmi ces populations guerrières.

C'est d'abord la reproduction, aux deux tiers de la grandeur réelle, de la tour de Saldé, blockhaus construit en 1859, sur les bords du Sénégal, pour arrêter les incursions des Toucouleurs ; puis un modèle de fortification indigène, le *Tata* de Kédongou, sur la rive gauche de la Haute-Gambie, formé par une muraille de 700 mètres de développement, avec 27 tours servant de bastions. On voit aussi, à quelque distance de là, un rudiment de ces palissades dont les indigènes de la Sénégambie entourent leurs villages, et qui ont si souvent infligé des pertes cruelles à nos soldats d'infanterie de marine.

En examinant ces simulacres de fortifications, je songeais aux expéditions si meurtrières du Sénégal et à ces attaques de villages retranchés qui nous ont coûté tant de monde. Jo me reportais notamment à la prise de Djalmatt, au moment où le commandant Protêt arriva devant le fort avec les 800 hommes qui lui restaient sur 1,700 qui étaient partis avec lui de Saint-Louis. Ils s'étaient mis en route avant le jour et étaient parvenus, à travers des fourrés et des chemins impraticables, à franchir les quinze kilomètres qui séparaient le fleuve du village. Il avait fallu renoncer à faire halte, parce que les hommes et les bœufs porteurs se couchaient et ne voulaient plus se relever. On arriva à dix heures devant le fort, élevé de quinze mètres au-dessus de la plaine, défendu par un marigot, entouré d'une forte palissade et occupe par quatre ou cinq mille Toucouleurs avec une mauvaise pièce de canon. La vue de l'ennemi rendit, comme d'habitude, tout leur courage à ces braves enfants. On ouvrit le feu à cinq cents mètres, avec les obusiers de montagne ; mais les projectiles trouaient la palissade sans l'abattre et le temps marchait. La petite troupe se trouvait au milieu d'une plaine de sable, brûlée par les rayons d'un soleil vertical, et impossible à tenir pour des Européens. « Mes enfants, leur dit le commandant Protet, il faut absolument emporter le village. C'est le seul endroit où il y ait de l'ombre et de l'eau. Si nous n'y entrons pas, dans une heure nous serons tous morts de chaleur et de soif. » La colonne s'élança au pas de course contre la palissade, les pieux furent arrachés à la main ou renversés à coups de crosse de fusil, et nos soldats enlevèrent le fort de Djalmatt ; mais ils n'y entrèrent pas tous, il y en avait 175 par terre : 25 morts, 150 blessés.

Voilà ce que me rappelaient les constructions sénégalaises élevées derrière le palais des colonies, tandis que je me promenais sous les ormes qui les abritent.

En continuant cette revue, dans la direction du sud, on rencontre d'abord un village malgache construit en bambous et couvert de feuilles de bananier, avec un plancher fait d'écorces étalées ; un groupe d'habitations provenant de nos possessions de l'Afrique équatoriale, des chalets du Gabon, et la reproduction en petit de la factorerie française qui s'y est établie. On trouve plus loin une imitation du village de Loango, au Congo, un hameau canaque de la Nouvelle-Calédonie, et tout au bout le Kampong javanais, avec sa population nombreuse, son restaurant servi par des Malais vêtus de blanc, et ses danseuses dont tout le monde a vanté les charmes. Au début de l'Exposition, ce village était le rendez-vous de la société élégante ; mais on a fait courir le bruit que la variole s'y était déclarée, et l'affluence a cessé. Il n'y avait cependant eu que quelques cas sans importance.

L'exposition des villages indigènes offre un grand intérêt au point de vue des mœurs de ces populations et des conditions dans lesquelles elles vivent ; l'anthropologie en fait son profit ; mais l'hygiène n'a que peu de chose à y apprendre. Pour trouver des enseignements au sujet des habitations, il lui faut traverser l'esplanade et rentrer dans son domaine, où nous n'avons pas encore mis le pied.

Section III

Les hôtels construits avec luxe dans les quartiers aristocratiques ne laissent rien à désirer sous le rapport de la salubrité ; aussi l'hygiène ne s'en préoccupe-t-elle pas. Elle réserve tout son intérêt pour les demeures plus modestes, pour le logis de l'ouvrier, pour la maison du petit bourgeois, et pour celle du paysan. Les habitations rurales ne sont représentées à l'exposition que par les fermes en miniature qui figurent avec leur matériel d'exploitation, leur bétail, et leur personnel dans le groupe de l'agriculture. Celles-là ne nous apprennent rien. Il en est tout autrement des deux autres catégories.

Le fond de remplacement consacré à l'économie sociale est occupé par une série de maisonnettes construites par des- compagnies ou par des directeurs d'usines sur le modèle qu'ils ont adopté pour loger leurs ouvriers.

L'usine Ménier, à Noisiel, a reproduit une de ces maisons à deux logements isolés. Elle se compose d'un rez-de-chaussée sur cave, d'un premier étage et d'un grenier, d'un hangar pour la lessive et de water-closets à fosse mobile. Le tout coûte six mille francs à construire ; mais la maison Ménier n'en fait pas une spéculation. Elle loue ses logements à des prix très modérés ; seulement, elle ne veut pas que l'ouvrier puisse en devenir acquéreur, parce qu'elle tient à rester maîtresse de ses immeubles. A côté de cette maison, se trouve celle de M. Fanien fils aîné, de Lilliers (Pas-de-Calais), qui contient cinq pièces ; puis la maisonnette de la Société de la vieille-Montagne et celle de la Compagnie des mines d'Anzin. Cette dernière renferme quatre pièces avec jardin, hangar et cabinet d'aisances ; cette petite rue est complétée par les deux maisons ouvrières de Naeyer et Cie, qui sont semblables à celles que cette société a élevées pour le& ouvriers de ses usines de Willebroek, en Belgique, et qui ressemblent beaucoup à celles de la Société des mines d'Anzin. Les ouvriers en deviennent propriétaires au bout de dix-huit ans, moyennant un loyer de 15 francs par mois qui représente un intérêt de 3 pour 100 et un amortissement de 4 pour 100. Cette somme de 180 francs par an est notablement inférieure à celle que coûte un logement équivalent dans une maison ordinaire.

Les petites constructions élevées dans l'enceinte de l'Économie sociale sont des modèles de confortable et de salubrité. Elles prouvent qu'il est possible de construire pour les ouvriers des habitations salubres et agréables, et de les y loger à des prix inférieurs à ceux des bouges dans lesquels ils s'entassent aujourd'hui. En parcourant ces petites pièces claires, bien aérées, disposées avec intelligence, on se rend compte de l'attrait qu'une pareille demeure doit avoir pour son locataire, et de l'influence qu'elle exerce sur sa conduite. On pressent que le désir d'en devenir possesseur doit développer chez lui le sentiment de l'épargne, le goût de la vie régulière et ordonnée. On sort de cette visite avec la conviction que c'est dans la maison de l'ouvrier que gît le nœud de la question sociale.

J'ai traité ce sujet, ici même, avec trop de développement pour y revenir aujourd'hui ; mais je ne saurais trop engager les personnes qu'il intéresse à visiter cette partie de l'exposition d'économie sociale. Indépendamment des spécimens dont je viens de parler, elles y trouveront les plans d'ensemble et les petits modèles des cités ouvrières de Varangeville-Dombasle (Meurthe-et-Moselle), les plans de celles de Solvay, de Mons, de Bruxelles, d'Anvers, de Liège, de Couillet, de Nivelles, de Bolbec, du Havre, de Saint-Ouen, etc., avec toutes les indications relatives à leur installation et à leur fonctionnement.

Les maisonnettes qu'on visite à l'Exposition ne représentent qu'une des solutions du problème. C'est la meilleure, mais la plus dispendieuse. Elle est difficilement réalisable dans les grandes villes où la main-d'œuvre et le terrain sont chers. L'élite de la population ouvrière peut seule y trouver place. Pour le reste, il faut se résigner à : la maison collective. Il en existe de nombreux spécimens à l'Exposition. L'Angleterre y a envoyé un beau plan de Londres, où les, immeubles de la société *The improved dwelling Company* sont représentés par des points ronges. On en compte 34 qui abritent 3,915 familles. Une de ces immenses maisons renferme 1,046 logements. Ces grandes casernes, de même que celles de la *fondation Peabody,* sont condamnées par tous les hygiénistes au nom de la santé et des mœurs.

En France, on s'est arrêté à un moyen terme : la maison collective, avec logement individuel ouvrant sans intermédiaire sur la rue ou sur l'escalier. C'est le système qu'on a réalisé à Lyon et à Rouen et que la Société philanthropique a adopté pour les deux immeubles qu'elle a récemment construits rue Jeanne-d'Arc, 65, et boulevard de Grenelle, 63 et 65. La première contient 35 logements et la seconde 45. Le prix des loyers oscille entre 169 et 273 francs. Bien que le nombre des habitants de chaque immeuble soit encore trop élevé, ces maisons doivent être salubres. C'est du moins ce qu'il est permis de conclure de l'examen des maquettes et des plans qui figurent à l'Exposition.

Si l'hygiène n'a rien à redire aux différents genres d'habitations collectives que je viens de passer en revue, il n'en est pas de même de celles dont il me reste à parler. Le familistère de Guise occupe une trop grande place à l'Exposition pour que je le passe sous silence. Il y est représenté par des plans, des dessins, et par un petit modèle où figurent les trois palais, l'usine et ses dépendances, avec l'Oise passant au milieu. Cet établissement, qui rappelle le phalanstère des fouriéristes, a été fondé en 1859 par M. Godin et habité en 1860. Il loge 1,800 ouvriers, et se compose de trois édifices en forme de parallélogramme, dont chacun renferme une cour intérieure, couverte d'un vitrage à la hauteur des toits. Les logements sont distribués autour de ces cours, sur lesquelles s'ouvrent toutes les fenêtres du rez-de-chaussée. Les étages supérieurs prennent accès sur des galeries extérieures. Ils communiquent entre eux par des escaliers placés aux deux angles de chacun des parallélogrammes. C'est également là que se trouvent les lieux d'aisances, les chambres de débarras, et les prises d'eau. Les magasins coopératifs (boulangerie, boucherie, buvette, épicerie, etc.) sont situés dans des bâtiments spéciaux, ainsi que les bains, les lavoirs, la pharmacie, la nourricerie, les écoles, le théâtre, le restaurant et les autres dépendances.

La mutualité est organisée d'une manière complète dans le *familistère*, à l'aide d'institutions de crédit qui assurent le nécessaire aux familles malheureuses et, à tous les associés, des secours en cas de maladie et une pension dans leur vieillesse. La participation aux bénéfices est fondée sur des principes financiers que je n'ai pas à exposer ici ; mais c'est la commune sociétaire telle que nous la rêvions, il y a cinquante ans, alors que Victor Considérant nous entraînait à sa suite, et nous séduisait par le brillant mirage de ses doctrines.

Je n'ai pas à rechercher jusqu'à quel point cette vie en commun est compatible avec le bon ordre, avec l'indépendance de la famille et la liberté de son chef. Je n'ai pas à me demander si l'éducation des enfants en commun et en dehors de l'action de leurs parents, depuis le pouponnât jusqu'à l'atelier, ne porte pas une atteinte profonde à l'esprit de famille, je n'ai à m'occuper que de l'hygiène de cet immense établissement ; et je la trouve déplorable.

Les trois grands parallélogrammes où vivent 1,800 habitants prennent leur air dans l'intérieur des cours vitrées. Le renouvellement en est impossible et cet air doit être complètement vicié. Il serait difficile de concevoir un plan plus incompatible avec l'aération des logements. Je me demande quelles émanations, quelles odeurs on doit y respirer, et je m'étonne que les maladies infectieuses n'y rognent pas en permanence. La promiscuité des cabinets d'aisances, leur situation dans les escaliers placés aux angles des bâtiments, sont également des causes d'insalubrité évidentes. L'exemple du *familistère de Guise* n'est donc pas à suivre en ce qui concerne la disposition des édifices. Si j'en ai fait la critique, c'est parce que l'établissement de M. Godin constitue une expérience de premier ordre, dans un sujet qui a encore grand besoin d'être éclairé. En dépit des réserves que j'ai cru devoir faire au sujet de ses conditions économiques, l'entreprise a réussi. Il est vrai que le succès tient surtout à la capacité personnelle du fondateur. Il est à craindre que la mort encore récente de M. Godin et de son fils ne porte une sérieuse atteinte à la prospérité de l'établissement qu'ils ont fondé.

L'hygiène de l'habitation bourgeoise est l'objet d'une démonstration très probante et d'un genre tout particulier dans le pavillon de la ville de Paris, le plus rapproché du palais des Beaux-Arts. On y a construit deux petites maisons semblables à celles qu'habite la population ouvrière, dans les quartiers excentriques. Extérieurement elles sont toutes deux semblables : mêmes dimensions, même aspect, même mode de construction, mêmes ouvertures. Toutes deux se composent d'un rez-de-chaussée et de deux étages ; mais là cesse la ressemblance, et les dispositions intérieures sont complètement différentes. Dans l'une, on a réuni tout ce qui peut rendre une maison malsaine ; dans l'autre, on a réalisé toutes les combinaisons propres à assurer la salubrité. Les deux petits édifices sont réunis, à la hauteur du second étage, par une passerelle qui permet de se rendre de l'un dans l'autre. Des barrières et des écriteaux guident le visiteur dans son inspection.

On entre par la maison insalubre et, avant d'en franchir le seuil, on remarque, sur la façade, un tuyau en fonte dont les joints laissent suinter les eaux ménagères. Le parquet du rez-de-chaussée est posé sur des lambourdes encastrées dans le sol. Le lavabo, dont les tuyaux ne sont pas syphonnés, permet le reflux des gaz dans l'appartement. L'évier de la cuisine déverse ses eaux dans la rue par une gargouille, et leur odeur se mêle aux émanations de l'égout qui est en communication directe avec la cuisine. Une petite cour sombre, étroite, mal pavée, donne passage à des caniveaux qui ne sont pas étanches et laisse voir l'orifice mal clos d'une fosse fixe qui déverse ses gaz sous les fenêtres et ne peut être vidée qu'en passant par la maison. Les tuyaux de descente des eaux ménagères sont mal joints. Les cabinets d'aisances prennent jour sur l'escalier ; ils sont disposés à la turque et manquent d'eau ; les clapets en sont obstrués ; le sol est imprégné de liquides. Les mêmes fautes se retrouvent aux étages supérieurs avec de légères variantes. La maison insalubre est éclairée au gaz ; mais les becs ne sont pas ventilés, et les cheminées n'ont pas de prise d'air à l'extérieur.

Lorsqu'on a franchi la passerelle et pénétré dans la maison salubre, le changement est complet. Des papiers de couleur claire, des rideaux de guipure blanche donnent un aspect riant à ces petites pièces. Les parquets sont démontables. Les uns sont à l'anglaise, les autres en chêne, à point de Hongrie. Les cheminées ont des prises d'air à l'extérieur. Les cabinets d'aisances sont pourvus de cuvettes à occlusion hydraulique ; le réservoir de chasse est à tirage ; le système est desservi par le « tout à l'égout. » Les carreaux supérieurs des fenêtres de l'escalier ont des ventilateurs à valves de mica. Les lavabos, les toilettes ont des effets d'eau, des tuyaux d'injection syphonnés et ventilés. La cuisine est desservie par un robinet d'eau de source, son évier est muni d'un syphon, avec regard de visite ; son carrelage en grès permet les lavages à grande eau. Les canalisations sont irréprochables, et leurs tuyaux sont peints en couleurs différentes, ce qui permet de les distinguer. La cour est plus spacieuse, mieux éclairée que l'autre et son dallage est en bon état. Il existe un sous-sol éclairé par une lampe Edison qui permet de voir les détails de la canalisation et les compteurs pour les eaux de source et de rivière.

Je me suis arrêté avec complaisance sur ces deux maisonnettes, parce que leur comparaison constitue une leçon d'hygiène urbaine complète, qui s'adresse à la fois aux médecins, aux architectes, aux entrepreneurs et aux ouvriers du bâtiment. Ils apprennent là à distinguer ce qu'il faut faire, de ce qu'il faut éviter. Les gens du métier reconnaissent, avec le tact professionnel, la supériorité des dispositions qu'on leur recommande, et tout le monde constate ce fait, sur lequel on ne saurait trop insister, c'est que l'hygiène n'est pas aussi dispendieuse qu'on le croit et qu'une maison salubre ne coûte pas beaucoup plus à édifier et à entretenir qu'une maison qui ne l'est pas.

Cette démonstration, qui parle aux yeux, fait le plus grand honneur aux ingénieurs de l'assainissement de Paris ; mais il est juste d'en attribuer le principal mérite à celui qui fut leur maître, à l'homme qui a le plus fait pour la salubrité des habitations et des villes, et dont l'Hygiène porte encore le deuil. C'est Durand-Claye qui a le premier mis en usage ces moyens topiques d'enseignement qui ont le caractère de l'évidence et portent la conviction dans tous les esprits. Il avait fait de cette question le but de son existence ; il en poursuivait la solution avec une ardeur passionnée, parcourant l'Europe pour étudier sur place les dispositions en usage dans les principaux centres de population, allant de ville en ville, de congrès en congrès, pour répandre ses idées ; multipliant les démonstrations et les conférences avec la verve et la force de conviction d'un apôtre.

C'est Durand-Claye qui a eu le premier l'idée d'opposer l'une à l'autre la représentation d'une maison malsaine et d'une habitation salubre. Nous nous rappelons tous cette splendide exposition de la ville de Paris qui éclipsait tout le reste au congrès de Genève, ces *fac-similé* de dix mètres de haut, représentant en demi-grandeur, et dans tous leurs détails, les dispositions qu'il faut adopter dans la construction des maisons modernes, les cartes, les dessins, les plans relatifs à la distribution des eaux de Paris, à la canalisation souterraine et à l'épandage des eaux d'égout sur les terrains de Gennevilliers. Nous avons retrouvé tout cela, quatre ans après, à l'exposition d'hygiène urbaine de la caserne Lobau, et c'est avec le même plaisir que nous avons revu les appareils de démonstration de Durand-Claye, exposés par sa veuve, dans le pavillon de la ville de Paris, à côté des deux maisons d'étude édifiées par MM. Bechmann et Masson. La partie de son œuvre qui intéresse l'hygiène de la voie publique a bien plus d'importance encore, ainsi que nous allons le voir.

Section IV

La salubrité d'une ville dépend de deux choses : de la qualité des eaux qu'elle boit, de la promptitude avec laquelle elle se débarrasse de ses immondices. Le taux de sa mortalité se règle sur la façon dont ces deux conditions sont remplies. On en trouve la preuve à l'Exposition, pour ce qui concerne la ville de Paris. M. Bertillon y a envoyé une collection de graphiques et de cartogrammes représentant le mouvement de la population et de la mortalité de la ville, ainsi que la marche de ses épidémies. Les décès causés par les principales maladies infectieuses, telles que la fièvre typhoïde, la variole, la diphtérie, etc., y sont indiqués par quartiers, et leur nombre est en rapport avec le degré d'assainissement de ceux-ci. On trouve, dans les cartons de Durand-Claye, des cartes semblables dressées au point de vue de la fièvre typhoïde et des causes qui peuvent l'influencer. Elles prouvent, de la manière la plus évidente, que le chiffre des décès dus à cette maladie, dans les différents arrondissements, est en rapport avec la qualité de l'eau qu'on y boit et avec l'état de leurs égouts.

D'autres villes ont également exposé leurs statistiques de mortalité ; mais, dans cet ordre de travaux, la palme revient incontestablement à ceux de M. Janssens, inspecteur en chef du service d'hygiène de la ville de Bruxelles, lesquels sont exposés dans la section belge. On sait que le bureau d'hygiène de cette ville a servi de modèle à tous ceux qui se sont créés depuis, et qu'il est l'œuvre de notre confrère. L'exposition de M. Janssens se compose d'une série de plans et de tableaux représentant le mouvement de la population de la ville et celui de la mortalité produite par les principales maladies, le chiffre des affaires traitées par le bureau, le nombre des maisons désinfectées et les résultats définitifs de ces opérations. Il m'est impossible d'entrer dans de semblables détails ; ils se résument, du reste, dans un fait qui en est la dernière expression. Depuis 1874, époque à laquelle remonte la création du bureau d'hygiène, jusqu'en 1888, la mortalité, dans la ville de Bruxelles, a diminué de plus d'un quart. Elle est tombée de 31.3 pour 1,000, à 22.9. On peut donc évaluera 12,825 le nombre des existences qui ont été conservées pendant ce laps de quinze années, grâce à l'admirable organisation de cet important service. Aussi le jury des récompenses n'a-t-il pas hésite à accorder un grand prix au docteur Janssens.

La certitude avec laquelle opère l'hygiène, en matière d'assainissement, est du reste aujourd'hui reconnue par tout le monde. Toutes les villes s'imposent des sacrifices considérables pour perfectionner leurs conduites d'eaux et transformer leur canalisation souterraine. L'Exposition de 1889 donne la mesure des progrès accomplis, sous ce rapport, pendant les dix dernières années. Les plans relatifs aux amenées d'eau y figurent en grand nombre. La Compagnie générale des eaux pour l'étranger expose une série fort intéressante de plans et de vues photographiques représentant les travaux accomplis par elle à Naples, à Bergame, à la Spezzia, à Vérone, à Porto et à Constantinople. Ce sont, comme on le voit, les villes d'Italie qui ont mis le plus d'empressement à doter leurs populations d'eaux de bonne qualité. En 1855, les membres de la conférence sanitaire internationale de Rome, dont je faisais partie, eurent l'occasion, dans le cours d'un voyage à Naples, d'admirer les magnifiques ouvrages effectués par la Compagnie générale, et dont elle a envoyé les plans à l'Exposition. Il est difficile de voir quelque chose de plus grandiose et de mieux compris. Les dessins exposés n'en donnent aux visiteurs qu'une idée très imparfaite. En France, la ville de Paris est la seule qui ait fait figurer son service des eaux à l'Exposition ; mais elle y a mis un grand soin. C'est d'abord un tableau montrant la distribution de l'eau, dans Paris, en 1649 ; puis une série de plans et de graphiques indiquant le développement progressif de la canalisation, de

1875 à 1888, l'accroissement de la quantité d'eau distribuée, et le mouvement journalier de la consommation dans le cours de cette dernière année.

En jetant un coup d'œil sur ces tableaux, on reconnaît que nous aurions tort de nous plaindre. En 1789, paris ne pouvait donner, chaque jour, que 13 litres d'eau à chacun de ses 000,000 habitants ; aujourd'hui qu'il en a 2,239,928, il leur en délivre, à chacun, 220 litres par jour. Lorsque les travaux de dérivation qui sont en cours seront terminés, lorsque les sources de la Vigne et de Verneuil nous fourniront chaque jour 120,000 mètres cubes d'eau de plus, chacun de nous en aura 300 litres à dépenser. Si l'on amène l'eau de l'Avre à Paris, il y en aura encore 100,000 mètres cubes de plus par vingt-quatre heures ; enfin, quand on aura terminé certains travaux de dérivation projetés à l'est de la ville, nous serons littéralement inondés. En attendant, une partie de la ville est obligée, tous les ans, de boire de l'eau de Seine pendant les chaleurs de l'été. Tous les arrondissements y passent à leur tour, mais ce n'est ni propre ni salubre.

La faute n'en est pas au service des eaux. Il fait tout ce qu'il peut, dans la limite des crédits qui lui sont alloués. Il ne cherche pas à tromper le public et à lui dissimuler la qualité des produits qu'il lui livre, car il a réinstallé, dans un des pavillons de la ville de Paris, les trois réservoirs à parois de verre qu'il avait déjà exposés, en 1886, à la caserne Lobau et qui y avaient fait sensation. Celui du milieu est rempli d'eau de la vanne, claire, limpide, transparente ; celui de droite contient de l'eau de Seine trouble et jaunâtre ; le troisième enfin est plein d'eau de l'Ourcq, qui est presque bourbeuse. C'est encore un de ces enseignements démonstratifs qui n'ont pas besoin de commentaires. Chacun sait à quoi s'en tenir, quand il a plongé son regard dans les trois compartiments de cette sorte d'aquarium, et, s'il appartient à un des arrondissements qui ont cette année la mauvaise fortune d'être abreuvés d'eau de Seine, ce que le visiteur a de mieux à faire, c'est de se rendre immédiatement au palais de l'hygiène et d'y faire choix d'un des filtres qui y sont exposés.

Le service municipal des eaux a fait représenter, par des dessins ou par des plans en relief, ses usines élévatoires du quai de la Râpée, d'Ivry-sur-Seine, de l'Ourcq, de Saint-Maur et enfin les grands réservoirs de Montmartre. Le modèle qui représente ceux-ci est remarquable par ses dimensions et permet de comprendre la façon dont les eaux sont emmagasinées dans leurs deux étages de bassins, situés à une altitude de 132 mètres. Les eaux de source et de rivière qui les alimentent sont refoulées par l'usine de relais établie au pied de la butte à une hauteur de 75 mètres. Elle est actionnée par une machine de 140 chevaux et peut élever 15,000 mètres cubes par jour. L'eau de source lui est amenée par la distribution du réservoir de la Dhuis, celle de rivière par la conduite de refoulement de l'usine de Bercy.

On voit, dans la même salle, les plans en relief du canal de l'Ourcq, de celui de Saint-Denis, et des spécimens de tous les tuyaux qui distribuent les eaux dans Paris. Leur diamètre varie entre 0m, 06 et 1m, 10. La longueur totale du réseau est de 2,200 kilomètres.

Les eaux ne servent pas seulement à l'alimentation et à la propreté des habitations, elles sont également employées à l'arrosage de la voie publique, des promenades et des squares, à l'entretien des lavoirs publics et des établissements de bains. Les arbres, le gazons et les plates-bandes en consomment, à Paris, 6,000 mètres cubes par jour. Le service de la voirie expose, dans un des pavillons de la ville, le matériel très compliqué dont il se sert : les tonneaux d'arrosage, les pompes, les balayeuses mécaniques, les pelles, les râteaux à l'aide desquels on obtient cette propreté remarquable de nos rues qu'admirent les étrangers. Il produit également des modèles de ses lavoirs municipaux et des dessins représentant les piscines de natation de Montmartre et de Rochechouart. Parmi les villes de province, trois seulement ont suivi cet exemple. Le Havre a envoyé des dessins de ses bains et de ses lavoirs publics, Reims et Roubaix de leurs bains populaires avec piscines de natation. Il faut espérer qu'il s'en installera partout lorsque nous serons parvenus à persuader au public que la propreté individuelle est aussi indispensable que celle de la maison et de la rue, et qu'il n'est pas de préservatif plus sûr contre les maladies.

Dans tous les ateliers, dans toutes les usines, lorsqu'arrive le moment où cessent les travaux, les chaudières des machines à vapeur renferment des quantités considérables d'eau bouillante qu'on laisse perdre. Rien ne serait plus facile que de la conduire dans une grande piscine où elle servirait à échauffer une quantité égale d'eau froide, et dans laquelle les ouvriers pourraient se baigner, à tour de rôle, avant de retourner chez eux.

Le service de l'assainissement a fait pour les égouts un travail d'exhibition tout aussi complet. Il a figuré son réseau de canalisation souterraine, aux diverses phases de l'évolution de la grande ville, sur une série de plans de grande dimension qui permettent d'en saisir les moindres détails. Le premier tracé remonte à 1663. A cette époque, Paris déversait ses eaux-vannes, par six petits tronçons isolés et couverts, dans le ruisseau de Ménilmontant qui passait au pied des buttes Chaumont et Montmartre et traversait la plaine Monceaux pour aller se jeter dans la Seine à Chaillot. Ce ruisseau fut couvert en 1750 et devint l'égout de ceinture. Il avait 2 mètres de largeur et recevait tous les embranchements de la rive droite. En 1830, comme il ne suffisait plus, on creusa celui de la rue de Rivoli ; mais ce n'est qu'en 1856 que Belgrand a fait adopter le réseau dont l'exécution se poursuit depuis cette époque.

Tout cela se voit clairement sur les plans et se fit en chiffres sur les diagrammes qui les accompagnent. Je ne citerai que deux termes de cette progression, mais ils suffisent pour donner la mesure du progrès accompli. En 1789, le réseau des égouts de Paris avait une longueur de 26,051 mètres ; en 1889, il en a 865,197. Il en reste encore 175,903 à construire pour arriver au chiffre fixé par le projet de Belgrand, et comme on en perce 9,287 mètres chaque année (c'est la moyenne des trois dernières), nous en avons encore pour dix-neuf ans à peu près.

Le système des égouts publics est complété par 374,608 mètres de branchements particuliers qui portent la canalisation souterraine, dans son ensemble, à 1,239, 805 mètres. Sa longueur dépasse le plus grand diamètre de la France.

Les différentes sections de ce réseau et les nombreux détails qui le constituent sont représentés, dans ce même pavillon, par de grands dessins sur fond noir, par de petits modèles au dixième ou même à l'échelle lorsque leurs dimensions le permettent. Le grand collecteur y est reproduit en miniature avec ses bateaux-vannes, ses wagonnets, ses branchements et ses regards. Le syphon qui relie les collecteurs des deux rives, en passant sous le pont de l'Aima, est figuré par un tube de verre que parcourt une boule de bois. Ce petit appareil fonctionne sous les yeux du public, émerveillé de la facilité avec laquelle la petite sphère, poussée par le courant qui l'entraîne, chasse devant elle le sable et le gravier que leur pesanteur accumule dans la partie moyenne du syphon, qui est naturellement la plus déclive.

Dans la pièce voisine, une section d'égout du type n°12 modifié montre l'aménagement intérieur et la disposition d'un réservoir de chasse à vidange automatique ou volontaire. Les six autres types sont également représentés avec leurs banquettes et leurs caniveaux, leurs regards et leurs raccords courbes. Enfin, on trouve, dans différentes parties de l'Exposition, des tuyaux en grès de diverses provenances, pour la conduite des eaux-vannes, avec leurs coudes, jonctions, syphons et intercepteurs également en poterie. On reconnaît avec plaisir que la France a fait, depuis quelques années, des progrès sensibles dans cette fabrication et que ses produits peuvent aujourd'hui rivaliser avec ceux de l'étranger.

Notre canalisation souterraine laisse bien peu de chose à désirer et n'a rien à envier à celle de Londres, malgré les sacrifices considérables que cette ville a faits, depuis 1856, pour son assainissement et qui s'élèvent à 180 millions de francs. On peut en juger du reste par l'exposition des *Commissioners of sewers* de la cité de Londres, qui sont, comme on le sait, chargés du service de la voirie, de la surveillance des rues et des habitations au point de vue de la salubrité. Ils ont installé, dans le groupe de l'Économie sociale des villes et des campagnes, les plans des égouts de la cité, des dessins représentant les urinoirs publics établis dans le sous-sol de certains quartiers et des photographies de l'outillage qui leur sert à nettoyer les rues, à enlever, détruire ou utiliser les ordures ménagères. Je dois signaler également, dans l'exposition italienne, le plan du projet d'assainissement de la ville de Naples, avec les nouveaux tracés des rues. Ce projet est entré dans la phase d'exécution. L'inauguration des travaux a eu lieu, il y a trois mois, en présence du roi d'Italie. La dépense qu'entraînera cette œuvre gigantesque est évaluée à 100 millions.

Les différents systèmes de vidanges occupent, dans toutes les expositions d'hygiène, une place considérable. C'est en effet le point capital de l'assainissement ; mais ce n'est pas le sujet sur lequel s'arrête le plus volontiers l'attention des personnes étrangères à la profession médicale. Je serai donc sobre de détails.

Le mobilier des water-closets occupe tout un côté de galerie dans le palais de l'hygiène, et il permet de constater un progrès très réel accompli depuis trois ans. Lorsqu'on se souvient des objets grotesques exposés à la caserne Lobau en 1886, on reconnaît que nos constructeurs ont profité des conseils qui leur ont été donnés. Ils ont cependant encore trop de prédilection pour l'outillage compliqué. Les installations les meilleures sont celles dans lesquelles le mécanisme tient le moins de place. Les appareils élégants qui figurent en si grand nombre, dans la galerie que j'ai citée, ne sont du reste destines qu'aux hôtels et aux maisons riches ; le seul système qui convienne aux habitations ouvrières, ainsi qu'à celles de la petite bourgeoisie, est celui qui est adopté en Angleterre et qui se compose de cuvettes à cône très allongé, pourvues de syphons hydrauliques communiquant avec l'égout par des tuyaux de petit diamètre, également munis de syphons à leur point de rencontre avec celui-ci. Un effet d'eau de 10 litres par habitant assure le nettoyage immédiat et complet de tout le système.

Les trois modes principaux d'évacuation des vidanges sont figurés sur des tableaux occupant toute la hauteur de la muraille. De grands dessins représentant les différentes phases et les principaux détails de ces opérations permettent aux visiteurs de constater, par eux-mêmes, la supériorité du a tout à l'égout » qui fonctionne aujourd'hui dans presque tous les grands centres de population de l'Europe, dans un certain nombre de villes françaises, et qui a été adopté, en principe, pour la ville de Paris, où il est l'objet d'une application partielle.

Quatre projets d'assainissement établis sur ce principe figurent à l'Exposition : ceux de Chartres et de Toulouse ont été présentés par M. Masson, celui de Rouen par M. Godard, et celui de Marseille par M. Cartier. Ce dernier est le plus important et le plus urgent de tous, car l'insalubrité de la grande cité provençale est devenue légendaire. Dans le projet de M. Cartier, le grand collecteur aura une longueur de 12 kilomètres. Il ira déboucher dans la calanque de Cortiou : c'est un endroit assez solitaire et où la mer a une profondeur suffisante. La dépense prévue est de 17 millions. Cette solution n'est assurément pas la meilleure, car elle fait perdre des quantités considérables de matière organique qui pourraient être utilisées comme engrais. Dans toutes les autres villes où le système du « tout à l'égout » est appliqué, on répand les eaux-vannes sur des terrains arides qu'elles fertilisent.

A Paris, c'est sur la presqu'île de Gennevilliers que se pratique l'épandage depuis dix-huit ans. De 6 hectares, on a passé à 800 qui épurent, chaque année, environ 50,000 mètres cubes d'eau d'égout. Elles y sont transportées par l'usine élévatoire de Clichy dont le modèle figure dans le pavillon de la ville de Paris. Les différentes phases de l'épandage sont retracées dans une collection de dessins exécutés sous la direction de Durand-Claye, qui a été l'inspirateur du système et le directeur de l'exploitation, depuis 1868 jusqu'à sa mort. Une grande aquarelle représente les terrains d'irrigation dont les produits sont exposés et renouvelés tous les jours. De plus, et comme démonstration sans réplique, on a installé au Trocadéro un petit jardin modèle de 200 mètres carrés, qui est la reproduction exacte de ceux de Gennevilliers. La couche du terrain épurateur a une épaisseur de 2 mètres. Le fond et les parois de la fouille ont été colmatés avec de la glaise battue. L'eau d'égout est empruntée au collecteur de la rive droite ; elle est montée à la surface du sol par une turbine qu'actionne l'eau d'une canalisation voisine, et répandue dans le champ par une bouche d'arrosage semblable à celles de Gennevilliers. Les irrigations se font-deux fois par jour. On voit pousser, comme par enchantement, sur ce terrain fertilisé, des légumes de toute espèce, des herbages, des fleurs, et des arbres fruitiers. Pour constater la transformation que l'eau a subie en filtrant à travers le sol et pour s'assurer de sa pureté, les visiteurs n'ont qu'à descendre dans la tranchée ménagée ace effet, et à puiser à la petite cascade qui murmure au fond. Une glace placée de chaque côté de cette cascade permet de reconnaître la nature du terrain rapporté, sur une hauteur de 2 mètres.

Cette démonstration aura pour résultat de faire cesser les dernières préventions relatives à l'épandage des eaux d'égout. Tous ceux qui ont visité les terrains de Gennevilliers en sont revenus convaincus ; mais peu de gens se donnent la peine de se déranger pour se former une opinion, et le service de l'assainissement a bien fait de mettre l'expérience sous les yeux de tout le monde. Les visiteurs reconnaîtront qu'on peut se promener au milieu des terrains d'épandage sans y respirer un air infect, que les eaux

<circulent dans des rigoles profondes et n'atteignent les plantes que par leurs racines, enfin que l'eau d'égout qui a traversé une couche de terre de 2 mètres est parfaitement filtrée et devenue de l'eau potable. Cela rassurera peut-être les esprits timides qu'effrayait encore le consentement donné par les chambres à la ville de Paris, de disposer, pour ses irrigations, des 800 hectares de terrain qui forment la plaine d'Achères et qui appartiennent au domaine de l'état.

Quelques villes de France ont commencé à suivre le mouvement et utilisent leurs eaux d'égout pour la fertilisation de leurs terrains arides. La ville de Reims est dans ce cas. Grâce à l'ardeur communicative de son maire, le docteur Henrot, elle a fait en hygiène, depuis quelques années, des progrès remarquables, et installé notamment un système complet d'utilisation de ses eaux-vannes. Un magnifique plan en relief à 1/2000e représente la ville, ses environs, les champs d'épuration et les conduites qui les alimentent. La superficie consacrée à l'épandage est de 500 hectares, dont 150 appartiennent à la ville, qui les a concédés pour trente-six ans à la Compagnie des eaux-vannes. La ville de Reims expose également une série de tableaux de grandes dimensions. Ce sont des diagrammes tracés par le docteur Hoël, directeur du bureau d'hygiène, et qui expriment le mouvement de la population et de la mortalité de la ville, par année et par maladies.

L'importance qu'on attache aujourd'hui à la pureté des eaux potables explique le développement qu'a pris l'industrie des filtres, la variété, et le nombre des appareils de ce genre qu'on trouve réunis au palais de l'hygiène. Toute une salle leur est consacrée. Les appareils qu'on y trouve sont de deux sortes. Dans les uns, le filtrage s'opère à travers une couche poreuse de sable, de charbon et d'éponge ou à travers un lit de charbon aggloméré ou granulé ; dans les autres, c'est en passant à travers un cylindre ou un cône de porcelaine perméable. Ce dernier système est celui qui doit finir par prévaloir. Sa supériorité a été constatée dans le laboratoire de M. Pasteur, et c'est le seul qui arrête avec certitude les micro-organismes. Il a l'inconvénient de fonctionner avec une grande lenteur ; mais on y a remédié en multipliant le nombre des bougies. Sur la façade nord du palais de l'hygiène est appliqué un filtre Chamberland qui en renferme 125 et qui se nettoie automatiquement par un procédé qu'a imaginé M. O. André.

Section V

Après les habitations et la voirie, les édifices publics, constituent l'élément le plus important de l'hygiène urbaine, et les hôpitaux occupent tout naturellement la première place dans la partie de l'Exposition qui leur est consacrée. Ils y sont représentés par des croquis, des photographies et des plans on relief. On remarque, parmi ces derniers, une réduction très intéressante de l'hôpital Saint-Éloi à Montpellier. Il a été construit par M. Tollet et d'après son système ; puis vient le modèle en petit de l'un des pavillons du bel hôpital du Havre, pour lequel la municipalité de cette ville n'a rien épargné. Elle a pris à tâche de combler les vœux de l'hygiène, sans regarder à la dépense, et cet établissement modèle, qui ne contient que 312 lits, a coûté 8,175,000 francs. Il est représenté, sous tous ses aspects, dans une collection de vingt-deux plans ou croquis. L'hôpital-hospice de Vichy est d'une création plus récente encore, puisqu'il a été inauguré le 22 octobre 1887. Construit d'après les mêmes principes, il figure également à l'Exposition.

Ces trois modèles suffisent pour faire connaître aux architectes les conditions auxquelles ils doivent se conformer dans la construction des établissements hospitaliers. Une des principales consiste à les pourvoir de pavillons d'isolement pour les maladies contagieuses. Il en existe deux spécimens sur l'esplanade des Invalides. M. O. André y a reproduit la moitié d'un de eaux qu'il a construits à l'hôpital Trousseau et à l'hôpital des Enfants. M. Gillot a élevé tout près de là un édicule destiné au traitement d'un seul malade. La ventilation y est opérée par une fenêtre, deux portes-fenêtres et un lanterneau. L'ossature est en fer ; le pavillon est à double paroi, l'une en ardoise, l'autre en verre, séparées par un matelas d'air. Aucune substance poreuse n'entre dans sa composition. Il peut être lavé, désinfecté et démonté au besoin. Cette construction, très ingénieuse et très hygiénique, peut être utile pour l'isolement d'un varioleux, d'une femme en couches ou d'un opéré ; mais c'est un moyen un peu dispendieux.

La ville de Londres a exposé, dans le groupe de l'Économie

sociale, son système d'isolement et de traitement des maladies contagieuses. Sur un plan de la ville, de dimensions considérables, on voit indiqués l'emplacement des hôpitaux, le trajet des voitures de transport, les quais d'embarquement, la traversée des deux navires qui portent les malades à l'hôpital flottant mouillé à Long-Reach, sur la Tamise, et qui les en ramènent. Des vues photographiques aident à comprendre le fonctionnement de cet important service.

L'isolement ne suffit pas pour empêcher les maladies contagieuses de se répandre dans les hôpitaux et dans les villes. On sait que les germes qui les propagent se transportent avec les poussières, le linge, les objets de literie et les vêtements des malades ; aussi la désinfection occupe-t-elle aujourd'hui le premier rang parmi les mesures sanitaires qui permettent de prévenir et d'enrayer les épidémies. L'expérience a prouvé que le meilleur moyen de détruire ces germes consiste à soumettre les objets suspects à l'action de la vapeur d'eau élevée à une température de 106 degrés au moins. Aussi les étuves à vapeur sous pression qui remplissent seules ces conditions sont-elles aujourd'hui exclusivement adoptées. Il en existe plusieurs modèles sur l'esplanade des Invalides.

Ce sont d'abord, et par ordre de priorité, celles de MM. Leblanc et Dehaitre qui ont figuré à l'exposition de la caserne Lobau. Les premiers appareils fonctionnant par la vapeur surchauffée ont été construits dans les ateliers de M. Leblanc, pour le compte de la marine et sur les plans de la direction d'artillerie, en exécution d'un marché qui remonte au mois de septembre 1882.

Toutes nos colonies à fièvre jaune en sont aujourd'hui pourvues. MM. Geneste et Herscher ont adopté le principe et perfectionné le système. Leurs étuves sont exposées dans le pavillon spécial qu'ils ont élevé sur l'esplanade des Invalides. Elles sont fixes ou mobiles. Les premières sont destinées aux établissements hospitaliers et placées dans un local spécial, divisé en deux compartiments séparés qui ne communiquent que par l'étuve. Les objets contaminés sont reçus dans une première pièce, introduits dans l'appareil, et, quand ils ont subi l'action de la vapeur, ils sortent par l'extrémité opposée du cylindre et sont déposés dans une autre salle pour être transportés au dehors, sans qu'il puisse y avoir de contact entre les objets ni les personnes avant et après l'opération. Ces étuves ont été adoptées par les différents ministères et mises en usage dans les hôpitaux de

Paris. MM. Geneste et Herscher exposent celle qu'ils ont installée à l'Hôtel-Dieu de Marseille et qui sert à la fois au service de l'hôpital et aux habitants de la ville. Les étuves mobiles ont été imaginées par eux, lors de l'épidémie de suette qui a régné en 1887 dans le Poitou. Le système est le même ; seulement, l'appareil, au lieu d'être emprisonné dans un bloc de maçonnerie, est placé sur une voiture et peut ainsi être transporté sur les lieux où sévit l'épidémie. Elles ont rendu de grands services dans le Poitou, ainsi que le constate le rapport adressé au ministre du commerce par MM. Brouardel et Thoinot. Le modèle qui figure à l'Exposition a servi plus d'une fois, depuis qu'elle est ouverte, pour désinfecter les effets des Javanais, des Annamites, des Tunisiens, des Arabes et des Canaques, qui ne brillent pas, comme on le sait, par leurs habitudes de propreté et parmi lesquels on avait toujours à craindre de voir éclater quelque épidémie. Ce même pavillon renferme des pulvérisateurs à grande puissance, destinés à nettoyer les murs des hôpitaux, à l'aide de liquides antiseptiques, à désinfecter les wagons de bestiaux, les abattoirs, les écuries et les étables, avec leur matériel.

La maison G. -C. Bingham a également exposé deux modèles de *l'étuve à désinfection locomobile* du docteur G. Van Overbeck de Meyer (d'Utrecht). Ce type se rapproche des étuves Thursfield et de celles que construit la maison Schœffer et Walcker de Berlin. Cette étuve ne pèse que 1 millier de Kilogrammes et son prix est de 2,500 francs. Elle est par conséquent économique ; mais elle ne présente pas autant de garanties, pour la destruction des germes, que celles qui fonctionnent avec la vapeur sous pression.

Les voitures publiques qui transportent les malades atteints d'affections contagieuses s'imprègnent également de leurs germes, et sont susceptibles de les transmettre. Les faits de scarlatine et de diphtérie contractées de cette façon, ne se comptent plus et, dans toutes les grandes villes, on a créé un service de voitures spéciales pour opérer ces dangereux transports. La ville de Paris a le sien, et elle expose dans un de ses pavillons la statistique des malades qui en ont profité de 1887 à mars 1889. Elle exhibe également un spécimen des voitures qui servent à transporter les blessés et les malades tombés sur la voie publique. On sait que c'est à l'initiative du docteur Nachtel que la ville de Paris doit la création du service des *Ambulances urbaines* qui fonctionne depuis un an.

Parmi les établissements hospitaliers, ce sont les asiles d'aliénés qui ont fait le plus de frais pour l'Exposition. On y voit les plans en relief des asiles de Premontré et d'Armentières (ce dernier est en staff et de grande dimension) ; celui de l'asile départemental de Sainte-Gemmes-sur-Loire qui a été fait par les malades de l'établissement, et celui de la maison de santé de Bailleul pour le traitement des maladies nerveuses. Les plans et les dessins des asiles nationaux de Charenton et du Vésinet complètent cette collection.

Dans cette même salle, on a reproduit, avec ses dimensions, une cellule, construite en 1885, dans le pavillon des agités du pensionnat de la Ville-Evrard. Pour montrer le progrès qui s'est accompli, sous ce rapport, dans les asiles, on a placé, à côté, le petit modèle d'un cabanon de 1789, avec les appareils usités, à cette époque, pour contenir les fous furieux.

Sur un mur du voisinage, on remarque l'exposition modeste d'une œuvre qui n'en est encore qu'à ses débuts, puisqu'elle n'a d'existence légale que depuis le 15 septembre 1887. C'est l'*Œuvre nationale des hôpitaux marins*, fondée pour créer, sur les côtes de France, des établissements destinés au traitement des scrofulcux. Elle ne dispose encore que de ressources très limitées. Aussi, s'est-elle bornée à mettre deux plans sous les yeux des visiteurs : celui de Banyuls-sur-Mer, dans les Pyrénées-Orientales, qui est placé sous sa direction immédiate, et celui de Pen-Bron qui doit le jour au dévouement de M. Pallud, inspecteur des entons assistés du département de la Loire-Inférieure, mais auquel l'œuvre a prêté un concours efficace. Il est à désirer que le public ne mesure pas l'importance de cette, entreprise à celle des objets qui la représentent dans le palais de l'hygiène, et qu'il en comprenne l'utilité et la grandeur. Le jury des récompenses a bien voulu les apprécier, car il a décerné que médaille d'or à notre modeste exposition.

Le service sanitaire a exposé le plan en relief de son grand lazaret de Trompeloup, le plan général et une vue d'ensemble de ceux du Frioulet de Mindin, ainsi que de la Consigne de Marseille et les appareils de désinfection qu'il a choisis pour le service de ses établissements.

Les dispensaires marchent naturellement après les hôpitaux, dont ils sont les auxiliaires et auxquels ils sont appelés à se substituer, de plus en plus, dans le fonctionnement de l'Assistance publique. Quatre d'entre eux sont représentés par des dessins et des modèles réduits. C'est d'abord celui que le docteur Gibert a fondé au Havre et qui est le premier en date. Notre savant confrère avait déjà rendu bien d'autres services à l'hygiène, lorsqu'il a créé ce modeste établissement à ses frais. Il l'entretient avec le concours de ses amis : 2,000 enfants y passent par an, et la journée revient à 0 fr. 25.

Le docteur Gibert a fait école et dix-sept dispensaires semblables se sont formés depuis. Le plus somptueux et le plus vaste est celui que Mme Furtado-Heine a construit près de l'hôpital des Mariniers. Elle l'entretient avec un luxe en rapport avec sa générosité qui est à la hauteur de sa fortune. Tous les services y sont largement assurés ; tous les enfants sont admis à la consultation, sans distinction de culte. Il y en a passé 51,706 l'an dernier. A côté du beau plan en relief, des tableaux et des dessins relatifs à cette importante création, on remarque avec plaisir une élégante réduction du dispensaire gratuit élevé par M. Ruel pour les entons malades du IVe arrondissement, un dessin de la fondation d'Isaac Pereine à Levallois-Perret, et le plan : en relief de l'asile Notre-Dame-de-Bon-Secours, desservi par les Augustines.

Les dispensaires sont surtout destinés au traitement des maladies du premier âge ; ils se rattachent par conséquent par plus d'un lien aux institutions qui ont pour but la protection de l'enfance et qui sont largement représentées sur l'esplanade des Invalides. Dans le palais de l'hygiène et de l'Assistance publique, on a réuni tout ce qui concerne l'histoire de l'allaitement, du maillot et du couchage. On y a reproduit le vieux tour de l'hospice de Moulins qui porte la date de 1730 ; Tous les hygiénistes réclament le rétablissement de cette institution, qui n'a jamais été abrogée ; mais lorsqu'ils auront obtenu gain de cause, j'espère qu'ils feront choix d'un système un peu moins primitif.

La Société protectrice de l'enfance et la Société de charité maternelle ont également exposé leurs statuts et leurs résultats. Celle des crèches de Paris a mieux fait. Elle a doté la section d'hygiène à l'Exposition d'économie sociale, d'un fort joli petit modèle qui en constitue le plus bel ornement. L'établissement en miniature, protégé par sa cage de verre, représente la grande salle avec ses : berceaux et sa pouponnière, la cuisine, le vestiaire, le vestibule, la salle d'allaitement et les lavabos. De petites poupées fort bien vêtues figurent les enfants avec les femmes qui les assistent. Les visiteuses prennent plaisir à contempler ces petits personnages dans l'exercice de leurs fonctions. Sur les parois de la même salle, sont appendus des plans d'établissements analogues, et des graphiques représentant le mouvement ascensionnel de l'œuvre, depuis la fondation de la première crèche, à Chaillot, en 1844, jusqu'au moment actuel, où on en compte 61 dans le département de la Seine seulement. Le buste de Firmin Marbeau, le fondateur de cette institution éminemment philanthropique, est exposé dans la même pièce. Il semble sourire au triomphe de ses idées et se réjouir du succès de son œuvre.

Sur un panneau voisin se trouvent les résultats remarquables obtenus par l'œuvre de la Crois-bleue de Genève. C'est, on le sait, la Société de tempérance qui déploie le plus de zèle pour la répression de l'alcoolisme et qui opère le plus de conversions. Fondée le 21 septembre 1877, elle compte aujourd'hui 165 sections et 6,437 membres. A ses côtés la section suisse de la fédération internationale pour l'observation du dimanche expose ses principes à la fois hygiéniques et moralisateurs et les statuts qu'elle a adoptés pour répandre et faire prévaloir ces mêmes principes.

La Société philanthropique a fait les irais d'un pavillon spécial qui se compose de cinq parties : une salle d'exposition, un dispensaire, un asile de nuit pour femmes et enfants, un asile maternel et un fourneau économique qui a fonctionné pendant toute la durée des travaux de l'exposition et qui continue à fournir à tout venant des aliments et du café d'excellente qualité et à des prix invraisemblables.

Les fours à crémation n'avaient pas encore figuré dans les expositions d'hygiène. Ils ont fait leur apparition cette année sur l'esplanade des Invalides. M. L. Bourry, ingénieur des arts et manufactures, a exhibé le plan d'un four crématoire qui fonctionne à Zurich depuis dix mois. D'après la notice qui l'accompagne, la combustion s'opère par la flamme du gaz sur une sole en porcelaine. Elle dure de quarante-cinq minutes à une heure. L'installation coûte de 6,000 à 8,000 francs. M. Müller (d'Ivry-sur-Seine) expose des appareils analogues ; enfin, M. Guichard a fait construire, sur l'esplanade, un grand crématoire de son invention. Je ne crois pas qu'il ait l'intention de le faire fonctionner sous les yeux du public.

Il y aurait beaucoup à dire sur cette innovation, ou plutôt sur ce retour à une pratique de l'antiquité. La question hygiénique, surtout, serait intéressante à traiter ; mais le sujet a trop d'importance pour être abordé en passant. J'y reviendrai peut-être plus tard.

La même nécessité de couper court à une revue, déjà très longue, me force à laisser de côté tout ce qui a trait à l'organisation des secours pour les blessés qui tombent sur les champs de bataille ou qui sont victimes d'accidents industriels. Parmi les grands services publics, il n'y en a pas qui ait fait plus de progrès, depuis nos désastres, et il y aurait un intérêt patriotique à les faire ressortir ; mais ce serait une étude complètement distincte de celle à laquelle je viens de me livrer ; elle m'écarterait du terrain de l'hygiène proprement dite, et le plus sage est d'y renoncer.

Cette revue terminée, l'impression générale qui s'en dégage est, en somme, favorable. L'exposition d'hygiène de 1889 est plus étendue, plus complète dans quelques parties, que celles qui l'ont précédée ; mais elle leur est inférieure sous certains rapports. On lui reproche, par exemple, d'être absolument muette. On n'y trouve, en effet, personne pour donner des explications aux visiteurs et, prendre de temps en temps la parole. A Londres, il n'en était pas ainsi. Presque tous les jours, des conférences ou des lectures sur les sujets les plus controversés, ainsi que sur les points les plus pratiques de l'hygiène, y étaient faites par les savants les plus renommés de l'Angleterre et sous les auspices de l'administration. Il y a bien eu, au Trocadéro, quelques conférences relatives à la santé publique. J'en ai fait une moi-même, le 8 juin, sur les intoxications volontaires ; mais cela n'avait aucun rapport avec l'exposition d'hygiène.

Un second reproche qu'on lui a fait, à juste titre, c'est qu'elle ne renferme que des objets sans mouvement et sans vie. A la caserne Lobau, tous les mécanismes fonctionnaient, ce qui permettait de les comparer entre eux. Cet inconvénient a paru assez sérieux au jury pour qu'il ait témoigné le désir de voir marcher les appareils, avant de se prononcer.

Quoi qu'il en soit, et malgré ces *desiderata*, l'exposition d'hygiène a réussi et remplit son but. Elle n'éblouit pas, comme les merveilles du Champ de Mars ; mais elle donne à réfléchir et satisfait l'esprit.

Lorsqu'on l'examine avec attention, ce qui trappe, c'est moins l'élégance et les dispositions ingénieuses des ustensiles qu'elle emploie, que l'importance des travaux qu'elle suscite et des résultats qu'elle obtient. L'impression qu'on en rapporte est celle d'un effort considérable, fait pour l'assainissement des villes, sous l'influence des doctrines nouvelles. Dans l'ordre des résultats, ce qui saisit surtout, ce sont les documents sans nombre qui montrent partout la mortalité reculant devant l'hygiène. La statistique établit ce fait avec l'autorité irréfutable des grands nombres, et il n'est pas inutile de rappeler, au moment de la célébration du centenaire, qu'en 1789 la durée moyenne de la vie humaine était, en France, de vingt-huit ans et neuf mois, tandis qu'elle dépasse quarante ans aujourd'hui. Laissons donc les esprits forts railler à leur aise les doctrines contagionistes et les principes d'hygiène qui en découlent. Les unes et les autres ont maintenant pris racine dans l'opinion publique ; ils ont fait naître un culte qui, chaque jour, compte de nouveaux fidèles, celui de l'ordre et de la propreté.

Du reste, l'Exposition universelle tout entière donne aux personnes de bonne foi cette conviction réconfortante, qu'en fin de compte, comme je le disais dans ma précédente étude, la somme des maux que notre pauvre humanité est condamnée à supporter sur cette terre va toujours en diminuant.

ISBN : 978-1981360574

www.ingramcontent.com/pod-product-compliance
Lightning Source LLC
Chambersburg PA
CBHW070745260726
48660CB00007B/2995